RAPPORT

SUR LE

CHOLÉRA A ISMAILIA

PAR

Le docteur **LOUIS COMPANYO**

Chef du Service de Santé de la Circonscription.

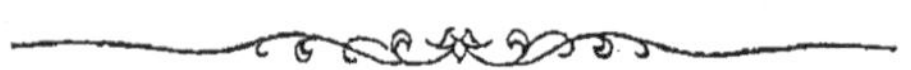

PARIS

IMPRIMERIE CENTRALE DES CHEMINS DE FER

DE NAPOLÉON CHAIX ET Cⁱᵉ,

Rue Bergère, 20, près du boulevard Montmartre.

1865

RAPPORT

SUR

LE CHOLÉRA A ISMAILIA

PAR LE DOCTEUR LOUIS COMPANYO

Chef du service de santé de la circonscription.

Monsieur le médecin en chef,

Depuis la réception de vos lettres confidentielles d'Alexandrie des 9 et 10 juin, qui nous annonçaient l'apparition du coléra à Alexandrie, et dont le contenu en a été confirmé par votre lettre officielle du 11 juin et par votre circulaire du 12 renfermant des instructions; depuis la réception de ces lettres, dis-je, je me suis tenu sur mes gardes; j'ai très-attentivement examiné tous les malades qui m'ont été présentés et surveillé de plus près les malades en traitement dans nos hôpitaux; ils étaient assez nombreux en ce moment par suite de l'envoi des malades du Sérapéum à Ismaïlia. Ceux qui étaient atteints de diarrhées, de dyssenteries ou d'autres affections du tube intestinal assez fréquentes et graves d'ordinaire dans cette saison, ont été l'objet d'une attention toute particulière.

Du 12 au 17 juin, je n'ai rien observé qui pût frapper mon esprit et m'inspirer des craintes.

Le 17 juin, à ma visite du soir, je reçus du Sérapéum, avec une lettre du docteur Chabassi, un malade grec provenant du campement du kilomètre 42 ; il était atteint de dyssenterie depuis plusieurs jours, était très-pâle, très-maigre, et présentait à son arrivée tous les symptômes d'un cas de choléra bénin; le symptôme prédominant était l'aphonie ; la médication la plus active ne put enrayer la maladie, et il est mort le 24 juin.

Le choléra avait éclaté à Zagazig ; le 20 est la date officielle donnée par l'autorité pour son invasion ; au dire de quelques personnes, l'épidémie sévissait déjà à Zagazig depuis le 15 ou le 16 ; le fléau était à nos portes, et déjà le 19 le docteur Ibrahim me disait confidentiellement dans une lettre qu'il venait de constater le décès d'une femme à Tel-el-Kébir par le choléra, que cette femme arrivait d'un marché qui avait eu lieu dans un village situé à quelques kilomètres de Zagazig ; le 19 juin, j'eus l'occasion d'aller au Sérapéum et je visitai tous nos chantiers du canal d'eau douce, branche de Suez ; il n'y avait rien au Sérapéum, rien absolument sur nos chantiers ; le lendemain 20, j'allais à Rhamsès visiter une dame atteinte de dyssenterie, elle n'offrait aucun symptôme de choléra; nous poussâmes jusqu'à Gassassin, aucun de nos chantiers ne présentait de malades. J'étais, je l'avoue, assez rassuré, et je vous rendis compte de ces deux visites par une lettre officielle, mais nous ne devions pas être longtemps tranquilles ; le choléra était à nos portes et devait bientôt fondre sur nous.

L'épidémie faisait d'affreux ravages à Zagazig ; les Grecs et les Italiens établis dans cette localité se sauvaient en grand nombre et venaient dans le centre de l'Isthme à Ismaïlia pour fuir le fléau et se rendre de là à Port-Saïd. Je vous signalais ces arrivages du pays infecté par une lettre du 23 juin ; nous avons eu, le 21 et le 22, vingt-cinq à trente personnes arrivant de Zagazig, bien que déjà, par ordre de M. le directeur général, les voyages du coche fussent supprimés.

Le 23, à ma visite du soir, je constatai à l'hôpital le premier cas de choléra, franc et parfaitement caractérisé, chez un homme nommé Maingaud, des chantiers de l'entreprise Borel, Lavalley et Ce, qu'il avait quittés pour aller travailler aux chantiers de dragages du canal d'eau douce, branche de Zagazig ; entré le 15 pour une dyssenterie très-grave et dans un état épouvantable de faiblesse et de maigreur, sa position s'était sensiblement améliorée, et il mangeait depuis deux jours, lorsqu'il fut pris dans l'après-midi du 23 d'une véritable attaque de choléra avec algidité, cyanose, sueurs visqueuses, vomissements et selles risiformes ; des infusions de camomille et de tilleul chaudes, une potion avec l'acétate d'ammoniaque à haute dose et fortement opiacée, des frictions avec une solution ammoniacale au 10e et des sinapismes finirent par triompher de cet état, qui se prolongea jusqu'au lendemain ; il était en pleine convalescence le 25, et comme il était très-faible, il resta à l'hôpital et y séjourna pendant une partie de la période épidémique sans être repris des mêmes symptômes, bien que je sache qu'il ait commis plusieurs fois des excès ; il sortit enfin parfaitement guéri pour reprendre le travail le 4 juillet.

A la date du 23, M. Cotard, ingénieur de l'entreprise Borel, Lavalley et Ce, chef du service à Ismaïlia, vint me donner connaissance d'une lettre que lui écrivait le chef de section du Sérapéum. On lui annonçait que M. le docteur Chabassi avait constaté un cas de choléra chez un Français qui lui avait été adressé du campement du kilomètre 42; on espérait le sauver.

Ces deux faits, dont je vous ai rendu compte par ma lettre officielle n° 246 du 24 juin, semblaient dénoter d'une manière à peu près certaine que l'influence épidémique commençait à se faire sentir dans nos campements naguère exempts ; j'étais, je vous l'avoue, dans l'inquiétude, craignant que d'un moment à l'autre le choléra ne fît irruption sur nos chantiers, dans le village arabe, dans le village grec et dans notre ville; mes craintes, hélas ! n'étaient que trop fondées.

Le lendemain 24 juin, nous reçûmes à l'hôpital un homme de soixante ans, Grec d'origine, raïs au service des transports, en traitement depuis le 18 juin pour une dyssenterie aiguë, et qui, entré avec tous les symptômes du choléra, succombait le 26 des suites de cette affection. Je me suis informé si cet homme, avant son entrée en maladie, avait desservi des barques venant de Zagazig; il résulte de mes informations qu'il n'avait pas fait de voyages dans cette direction.

Le même jour, 24, un nommé Seignor, ouvrier breton de l'entreprise Borel, Lavalley et Cᵉ, entré le 10 mai à l'hôpital pour une affection gastro-intestinale (j'avais obtenu le repatriement), est pris dans la matinée et meurt le 25 à deux heures et demie du matin, malgré les soins les plus assidus et la médication la plus active.

Le même jour, le nommé Galetti, ouvrier maçon italien, venu du Sérapéum dès la veille, fuyant le fléau, est pris et meurt aussi en ville le 25 au matin.

Yves Lohr, ouvrier terrassier breton, de l'entreprise Borel, Lavalley et Cᵉ, entré à l'hôpital le 2 juin pour une diarrhée chronique, présente dès le 24 au soir tous les symptômes du choléra, et meurt le 25 à 2 heures de l'après-midi; en même temps, un tailleur de pierres italien, Risonico Carlo, en traitement à domicile pour une diarrhée chronique depuis plusieurs jours, meurt dans la matinée pris par le choléra.

Le 26, c'est le tour de Giovanni Basilios, homme de soixante ans entré à l'hôpital le 24 pour une diarrhée.

Dès le 24, l'influence épidémique est parfaitement établie à l'hôpital comme en ville, et dans la partie de la ville qui s'étend le long des quais et sur nos chantiers des écluses, sans pénétrer dans l'intérieur.

Ce qui se passait sous mes yeux était de nature à me faire craindre que nos hôpitaux ne fussent suffisants pour une épidémie exceptionnelle. Dès le 25 juin, par une lettre officielle, n° 249, je prévins M. l'ingénieur chef de division de notre situation, et je le priai de demander à M. le directeur général des travaux de vouloir bien mettre à ma disposition la maison vacante de l'ex-ingénieur en chef Sciama, pour y établir une ambulance destinée à recevoir les cholériques et tous les malades atteints de diarrhées et de dyssenteries ; j'écrivais le même jour une lettre officielle à M. l'économe du service de santé, pour qu'il eût à tenir prêts, pour le lendemain 26, 20 lits complets avec tous leurs accessoires pour Européens, afin de pouvoir les installer de suite dans ce local, s'il nous était livré, et 20 lits pour Arabes, pour être installés dans l'annexe-hôpital, baraque en planches construite depuis longtemps entre l'hôpital européen et l'hôpital arabe. Je vous rendais compte en même temps, par lettre officielle du 26 juin, n° 252, de la situation et des diverses dispositions que j'avais cru devoir prendre.

La journée du 26 fut assez calme ; je reçus cependant 3 malades à l'hôpital. Dans cette même journée, un vieillard de soixante-cinq ans, employé comme manœuvre aux ateliers de la division, tombait sous le coup d'une congestion cérébrale, consécutive à une insolation, après son déjeuner. Je ne parle de ce fait que parce qu'on avait cru y voir un cas de choléra foudroyant.

Le 27, nous en reçûmes 4; il y eut un cas en ville.

Le 28, 5 cas à l'hôpital, 2 en ville; ce jour-là je vous rendais encore compte de la situation, par lettre officielle, n° 254, en vous disant quel était mon embarras pour loger les malades et quelles étaient mes craintes.

Le 29, je recevais encore 9 malades, dont 8 cholériques, que je logeai comme je pus. Ce jour-là, la ville nous donnait 9 cas, et un de nos malades, Bernard Claude, de l'entreprise Borel, Lavalley et Cᵉ, convalescent d'une fièvre typhoïde grave, pour laquelle il était entré à l'hôpital le 14 avril, venant du Sérapéum, et qui avait donné lieu à de profondes escharres au sacrum et au niveau des trochanters, est pris dans la matinée et meurt à 10 heures 1/2 du soir.

Le 29 juin, je prévenais de nouveau M. l'ingénieur chef de division, et je lui demandais de prier M. le directeur général de mettre d'urgence à ma disposition la maison Sciama ou tout autre local pour les cholériques; il ne m'était plus possible, malgré toute ma bonne volonté, d'en recevoir dans les bâtiments de l'hôpital et de la première ambulance déjà remplis par des malades provenant de la première évacuation du Sérapéum.

M. le président, dont l'arrivée à Tel-el-Kébir venait d'être signalée, ayant été prévenu, donna l'ordre de mettre la maison Sciama à ma disposition ; 20 lits y furent en un instant installés et aussitôt occupés, car ce jour-là, 30 juin, nous reçûmes 22 cholériques ; il n'y en eut que 2 en ville.

Arrivé le matin avec M. le président, vous nous vîntes en aide, et je vous avoue que j'avais besoin de votre présence. A partir de ce moment, le fardeau me parut plus léger, car vous preniez la majeure part de la responsabilité qui m'incombait, et que jusqu'ici j'avais seul assumée ; nous installâmes dans la soirée de nouveaux lits, nous ouvrîmes de nouvelles salles qui furent successivement remplies. Le lendemain, 1er juillet, nous recevions 14 cholériques ; — 20, le 2 ; — 13, le 4 ; — le 3 nous n'avions reç personne. Le 5, nous en recevions 3 ainsi que le 6 ; — le 7, 11 ; — le 8, 1 ; — le 9, 8 ; — le 10, 4 ; — le 11, 4. — A partir de cette date, les chiffres diminuent, et dès le 23 juillet nous ne recevons plus de cholériques. Il est juste de dire toutefois que, depuis cette époque, nous avons encore reçu à l'hôpital 2 malades atteints de choléra, cas isolés très-graves, dont 1 venant de Port-Saïd, chez lequel la cyanose et l'algidité ont longtemps persisté ; l'autre, boulanger à Ismaïlia, est mort très-promptement, malgré l'énergie de la médication employée ; que le 12 août un de nos plus anciens malades, entré le 2 juin pour une dyssenterie grave et qui avait traversé toute la période épidémique sans d'autres accidents que ceux de sa maladie , est pris dans la soirée de symptômes cholériques, et meurt en quelques heures; il est vrai que c'était un sujet épuisé par la dyssenterie et par deux ou trois hémoptysies survenues pendant son séjour à l'hôpital.

Ce que je viens de dire a rapport aux hôpitaux européens. Pour terminer sur ce sujet, nous ferons remarquer que , le 24 juin , nous avions dans les salles 26 malades en traitement pour des affections diverses ; que sur ces 26, 12 ont contracté le choléra, et que 9 sur les 12 sont morts très-promptement. Ce fait est très-important à noter, car, si on pouvait avoir le moindre doute, il suffirait seul à démontrer d'une manière irréfutable la nature épidémique de l'affection qui désolait nos chantiers et notre ville.

Le choléra avait commencé à faire des victimes en ville le 25 juin, c'est-à-dire le même jour qu'à l'hôpital : il s'était renfermé dans les chantiers et les maisons qui longent le quai Méhémet-Ali, depuis le village arabe jusqu'à la maison de M. l'ingénieur chef de division, s'était étendu aux transports et en arrière jusqu'à l'hôtel des voyageurs, où il frappe, le 1er juillet, un employé de la Compagnie, Grec d'origine, qui succombe le 6 après plusieurs récidives, et, le 2, une enfant de deux ans, qui est enlevée en quelques heures ; il avait envahi le village arabe entier, s'était propagé au quartier des marchands et hôteliers européens, où il se révèle dès les premiers jours par plusieurs cas mortels ; il avait atteint le village grec, la cité ouvrière, l'usine hydraulique, où l'un des ouvriers est frappé très-fortement, mais guérit très-vite ; il avait gagné le chantier de la deuxième écluse, Timsah-Lac et le casernement des Bretons.

La ville proprement dite, c'est-à-dire la portion de la ville comprise entre les ateliers de la division, à partir de la maison de M. l'ingénieur chef de division jusqu'à l'avenue de l'Impératrice, de l'est à l'ouest, et renfermée du sud au nord entre le quai Méhémet-Ali et le canal de ceinture à une assez grande distance ; cette portion de la ville, dis-je, à l'exception de l'hôpital où les premiers cas ont eu lieu, semble épargnée jusqu'à présent, jusqu'au 29 juin.

Les fuyards de Zagazig, Grecs et Italiens, avaient encombré l'hôtel des voyageurs et les auberges du quartier des marchands européens, et du village grec ; c'est dans le voisinage des transports et des maisons que nous avons signalés comme offrant les premiers cas de choléra, que les arrivages ont lieu ; c'est dans le voisinage du lieu des arrivages et dans tous les quartiers où se sont répandus et logés les immigrants que le choléra débute. — Est-ce à leur présence qu'il faut l'attribuer ? Je serais assez tenté

de le croire , pourtant l'hôpital ne se trouvait
pas sous cette influence ; situé à l'un des angles du
côté est de la place Champollion, il est assez distant
de tous les points suspects, et c'est à l'hôpital qu'a
lieu, le 23 juin, le premier cas sur un individu qui
était en traitement depuis le 15.

Le 24, vient de la ville un vieillard , présentant
les symptômes du choléra le plus intense. Le même
jour, deux nouveaux cas se déclarent à l'hôpital
parmi les malades. Est-ce de l'infection ; est-ce de
l'épidémie? quant à moi , et en cela je ne fais que
partager l'opinion généralement adoptée, je ne crois
nullement à la contagion, mais je crois à l'influence
du foyer qui se forme et du rayonnement qui en
émane une fois qu'il est formé. Ce rayonnement finit
par former une atmosphère *sui generis*, une *aura*
cholérique, si je puis m'exprimer ainsi, qui s'étend, et
dont l'influence malfaisante atteint ceux qui se trou-
vent dans son rayon et se fait plus ou moins sentir
sur chacun, selon son aptitude ou ses prédispositions ;
et pourquoi n'admettrait-on pas cette manière de se
développer? Ma conviction pour notre ville est que
le choléra nous est arrivé directement de Zagazig ,
et par l'air et par les immigrants ; pourquoi n'en
serait-il pas ainsi? N'en a-t-il pas été de même pour
Alexandrie, où le choléra a pris naissance, pour se
répandre de là dans toute l'Egypte? N'est-ce pas
autour des quartiers où ont campé et séjourné les
pèlerins venus de la Mecque que le choléra a com-

mencé? N'est-ce pas autour de ces foyers infects qu'ont eu lieu les premiers cas et le plus grand nombre de décès? il est impossible de le nier ! Pourquoi n'admettrions-nous pas cette transmission qui est la plus ordinaire et dont l'idée est en définitive rationnelle ?

A partir du 30 juin et dans la nuit du 30 au 1er juillet, le fléau s'étend dans la portion de la ville européenne, épargnée jusqu'à ce jour et habitée par les employés de la Compagnie. Il frappe un ouvrier français, employé comme maître sellier aux transports : notons le fait, car il est remarquable, le premier frappé vient des transports ; il le frappe au sortir de la table, à la suite d'un repas copieux qui s'était prolongé dans la nuit et qui avait déterminé une indigestion ; il meurt très-promptement.

Dans la nuit du 1er au 2 juillet, il atteint une jeune femme italienne qui meurt aussi en quelques heures, malgré les secours les plus prompts et les soins les plus assidus. Dans la soirée du 2, c'est le tour d'une veuve, employée comme femme de ménage dans l'une des maisons d'angle de la place Champollion ; prise dans la soirée du 2, elle rend le dernier soupir le 3, à l'aube. Dans la soirée du 3, nous sommes appelés par l'un de nos bons employés, M. R..., chef de section de la division, qui, atteint de diarrhée depuis longtemps, négligeait de se soigner malgré mes recommandations réitérées. Est-ce bien au choléra qu'il faudrait attribuer la mort de notre

pauvre camarade qui, pris le 3 dans la soirée, succombe le 4 à 3 heures du matin? Oui, certainement;
mais s'il s'était soigné, si surtout il nous avait dit
ce que par une fausse honte il n'osait dire, ce qu'il
n'a dit que quelques instants avant la mort, que
depuis trois jours il était atteint d'une rétention
d'urine, il est à peu près certain que notre camarade
n'aurait pas été enlevé.

Ici, comme en 1854 et pendant toutes les épidémies
de choléra que nous avons été appelé à observer,
nous avons constaté qu'il n'y avait pas eu, qu'il y
avait fort peu de cas de choléra foudroyant, c'est-à-
dire prenant l'individu sans indisposition, au milieu
de sa santé la plus prospère et l'enlevant en quelques
heures. Les cas de choléra, les foudroyants surtout,
n'ont jamais lieu que sur des sujets épuisés par
d'autres maladies et surtout par des diarrhées; de
toutes les prédispositions, celle-ci est la plus fréquente
et celle aussi qui est la plus fâcheuse. Aussi recom-
mandions-nous avec soin dans notre circulaire
avant l'invasion du fléau, de se soigner attentive-
ment pour les moindres diarrhées et de faire appel
à nos conseils.

Le 7, le choléra attaque une pauvre veuve, femme
de ménage chez M. l'ingénieur chef de division;
elle était d'une santé très-frêle et très-délicate, et
sujette à des dérangements intestinaux assez fréquents. Dans cette circonstance comme toujours,
notre chef de division donna l'exemple de l'abné-

gation la plus complète en prodiguant sans hésitation ses soins à la pauvre infortunée et passant les nuits auprès d'elle pour remplir les indications qu'il y avait à remplir. Si les soins assidus avaient pu la sauver, elle eût été sauvée, car ils ne lui firent pas défaut; mais elle était condamnée et elle rendit l'âme le 9 dans l'après-midi.

Le 11, c'est un ouvrier breton qui meurt en venant des chantiers de Makfar, kilomètre 26, canal d'eau douce.

Enfin le 19, le choléra clôt la liste des victimes en enlevant en ville un enfant de deux ans.

Nous devons ajouter toutefois à cette liste le nom d'une femme qui, atteinte dès le 9 juillet, s'est traînée convalescente, mais très-faible, et est morte enfin le 4 août, dans la soirée, après avoir fait la veille une fausse couche à cinq mois de grossesse ; l'une des parotides s'était engorgée depuis quelques jours et une abondante suppuration s'était formée. Je termine ici l'historique de notre épidémie pour la population européenne. Ne voulant pas donner trop d'extension à mon travail, je n'ai pas parlé de tous les cas en particulier ; je n'ai parlé que des plus intéressants, me réservant de donner les nombres totaux dans mes tableaux nominatifs et les tableaux numériques statistiques qui en sont le résumé.

J'ai omis cependant de parler d'un fait qui a une certaine importance. Une famille maltaise, composée de deux dames et six enfants, vient habiter Ismaïlia;

dans le quartier des marchands européens, le 20 ou 21 juin , quittant Alexandrie et traversant Zagazig. Dès son arrivée la mère des six enfants est prise ; sur les six enfants, cinq ont successivement le choléra ; prise le 28, la mère meurt le 30 et l'une des filles, prise le 29, succombe le 2 à 10 heures et demie du soir. Les quatre autres enfants entrent vite en convalescence, mais l'un traîne longtemps pris d'ulcération aux mollets, consécutives à des plaies occasionnées par des sinapismes.

C'est encore à l'hôpital arabe que le choléra débute pour les Arabes, le 25, en frappant un cawas du gouvernement en traitement depuis le 21 pour une affection gastro-intestinale ; le même jour un saïs entre avec tous les symptômes du choléra et meurt dans la journée. Il commence aussi le 25 en ville. Du 24 juin au 25 juillet, 6 malades sur 13 qui étaient en traitement à l'hôpital arabe sont pris du choléra et 4 sur les 6 succombent. Le mouvement pour l'hôpital arabe est insignifiant ; 23 malades seulement sont entrés à l'ambulance pour le choléra, 8 y ont succombé. A domicile 21 malades seulement ont fait appel aux médecins, et nous avons constaté 99 décès. Ces résultats, qui paraissent extraordinaires, n'ont rien d'étonnant pour ceux qui connaissent les habitudes des Arabes, qui ont beaucoup de peine à se décider à entrer dans les hôpitaux et qui négligent très-souvent, surtout en temps d'épidémie, de faire appel aux soins des médecins.

Parmi les cawas du gouvernement nous avons constaté, du 25 juin au 12 juillet, 20 cas de choléra à domicile, dont 9 très-rapidement mortels.

Il n'est pas nécessaire, je pense, de décrire longuement la nature et les symptômes de la maladie qui a envahi Ismaïlia et nos chantiers : son action se traduisait par des selles fréquentes et copieuses caractéristiques, par des vomissements incoercibles ; bientôt survenait une dépression considérable dans le pouls, une expression toute particulière de la face, des crampes, le refroidissement des extrémités, de la langue, qui cependant restait humide et presque sans enduit, une sueur visqueuse, froide, très-abondante dont l'odeur légèrement acidulée était caractéristique, la cyanose et la suppression des urines. A ces symptômes sommaires auxquels la mort succède promptement dans beaucoup de cas, lors même que des secours prompts, énergiques et bien entendus sont donnés, est-il possible de ne pas reconnaître cet horrible fléau qui, depuis longues années, sous la forme épidémique, est la terreur des populations ?

C'était bien le choléra, en vain voudrait-on le méconnaître ; la manière brutale avec laquelle il a fondu sur nous après son hésitation de quelques jours, frappant à coup sûr ses victimes, ne laisse aucun doute à notre esprit. Il s'est présenté ici avec la forme épidémique la plus terrible, tel que nous l'avons suivi et observé en 1854 pendant l'épidémie qui, du mois d'août au mois d'octobre désola le département des Pyrénées-Orientales; pendant cette épidémie, quelques-unes des localités de ce département furent très-maltraitées, Céret entre autres, où je fus envoyé en mission par M. le préfet. L'invasion fut brusque comme ici, après un prélude de quelques jours pendant lesquels la maladie semblait hésiter. Ces hésitations, ce calme apparent, cette bénignité des premiers jours sont généralement d'un mauvais augure au début des épidémies. Il y a quelque chose d'insidieux qu'il est difficile d'expliquer, il y a une espèce d'incubation : on dirait que le fléau concentre ses forces, qu'il cherche sa place, qu'il choisit et compte les victimes qu'il veut frapper. Le génie épidémique a de ces étrangetés que l'on constate, mais que l'on ne peut expliquer; ce qu'il y a de certain, c'est que généralement après ces hésitations les premiers coups sont nombreux et terribles ; c'est alors par masses que tombent les malades et tous presque sans exception frappés mortellement.

A Céret, tous les malades frappés le jour de l'invasion, et ils étaient nombreux (79), le furent mortellement, comme si le fléau voulait user sa force du premier coup ; il en a été de même à Ismaïlia : on jugera par les résultats de la gravité de l'épidémie.

Les décès ont été rapides et les convalescences franches et promptes ; nous n'avons observé ni en ville ni dans les hôpitaux des terminaisons en fièvre typhoïde ni en accès intermittents ; nous n'avons observé aucun accès pernicieux. Les malades qui ont guéri ont été très-promptement rétablis ; il y a eu quelques rechutes, elles n'ont pas été nombreuses et ont toujours succédé ou à des imprudences ou à un écart de régime. Nous avons eu deux cas qui se sont compliqués de parotidites à la fin. Le premier chez un jeune Dalmate, chez lequel la cyanose et l'état comateux avaient duré plusieurs jours et s'étaient reproduits avec une extrême facilité ; c'est e seul cas où nous ayons employé du sulfate de strychnine à deux ou trois reprises : contrairement à notre espérance et à ce que nous avions observé pendant l'épidémie de 1854, où ce médicament avait été employé avec beaucoup de succès, il n'a rien où presque rien produit. Nous finîmes cependant par triompher de la maladie, et notre malade est sorti parfaitement guéri vers le milieu du mois de juillet. Le second était une femme qui, attaquée dans les premiers jours de juillet et d'une manière très-violente, avait résisté, mais s'est traînée convalescente avec une diarrhée très-forte et des vomissements fréquents, et a fini par succomber le 4 août à la suite d'une fausse couche.

A l'hôpital, nous avons observé chez un Breton un cas de choléra qui s'est terminé par une encéphalo-méningite cérébro-rachidienne, dont un traitement très-actif et très énergique a triomphé ; entré le 29 juin au soir dans un état complet d'ivresse et n'offrant pas les moindres symptôme de choléra, la maladie se déclara le lendemain dans la soirée. A notre visite du matin, il était encore sous l'influence absolue de l'alcoolisme; dans l'après-midi, il fut pris de vomissements et de diarrhée, le refroidissement et les crampes ne tardèrent pas à paraître, la cyanose, les sueurs visqueuses, l'aphonie, complétèrent les symptômes; ce fut un des cas les plus violents que nous ayons eu à observer. Traité immédiatement avec beaucoup d'énergie, nous eûmes le bonheur d'en triompher malgré les récidives; dès le quatrième jour tout symptôme de choléra avait disparu, mais ils furent remplacés par des symptômes d'un autre genre, tout aussi graves : attaqués avec vigueur, ils cédèrent aussi, et le malade est sorti le 13 juillet de l'hôpital parfaitement guéri; ce qui prouve une fois de plus que les secours immédiats sont les plus efficaces.

La thérapeutique du choléra est très-simple, elle est bien connue ; pour être efficace, elle doit surtout être prompte et active, c'est une des premières conditions du succès. Nous n'entrerons pas à ce sujet dans de grands détails, nous nous apercevons d'ailleurs que nous nous sommes plus étendus que nous ne pensions le faire.

Le traitement que nous avons employé pour nos malades a peu varié : des infusions théiformes de tilleul, de camomille, de sureau, de thé; des potions opiacées, des potions avec l'acétate d'ammoniaque à très-haute dose, des frictions avec une solution ammoniacale au dixième sur tout le corps et principalement aux extrémités, en ayant soin d'envelopper les malades dans des couvertures de laine ; quelques sinapismes. Des applications de sangsues à l'épigastre dans certains cas ont constitué le traitement sommaire des premiers moments ; venait ensuite le traitement secondaire : celui-ci a beaucoup varié selon les cas et selon les sujets. Nous donnions des bouillons, et une alimentation légère aussitôt que l'état le permettait pour passer promptement à une alimentation plus substantielle dans les convalescences franches. A l'aide de ces moyens, nous avons obtenu quelques résultats, comme on pourra en juger par mes tableaux statistiques, dont je reproduis ici les chiffres totaux.

Du 24 juin au 24 juillet nous avons eu à traiter dans les hôpitaux européens, 141 cas de choléra : il y a eu 64 guérisons et 77 décès ; en ville, il y a eu 41 cas : nous avons eu 10 guérisons et 31 décès. Dans les hôpitaux arabes, 29 cholériques sont traités ; il y a eu 17 guérisons et 12 décès ; en ville, 21 malades font appel à nos soins et nous avons 6 guérisons et 15 décès, mais nous constatons 84 décès d'individus pour lesquels on n'a pas demandé de soins, et encore sommes-nous à peu près certain qu'il y en a eu un plus grand nombre : ceci porte à 90 le chiffre connu des décès.

Dans les casernes du gouvernement, 20 cawas sont atteints : nous constatons 11 guérisons et 9 décès.

Tous ces chiffres portent sur des cas de choléra parfaitement confirmés; nous ne faisons nullement mention dans nos tableaux statistiques numériques de tous les autres malades, atteints d'affections diverses, du reste fort peu nombreux, qui se sont présentés à nos visites pendant cette période.

En résumé nous avons eu :

Pour les Européens, 182 cas : 74 guérisons; 108 décès. Pour les Arabes, 70 cas soignés : 34 guérisons : 36 décès, et nous constatons 84 décès en ville : en tout 120 décès. Chiffres énormes eu égard à la population d'Ismaïlia, qui était réduite, lorsque le fléau a frappé ses plus rudes coups, c'est-à-dire dès le 29 juin, à 1,800 ou 2,000 âmes à peine par suite du départ précipité des ouvriers grecs et italiens, au nombre de 2,000 environ.

Disons à l'honneur de la population française qui habite l'isthme, qu'à très-peu d'exceptions près elle est restée jusqu'à la fin de l'épidémie à son poste, donnant à tous, comme partout et toujours, l'exemple de l'abnégation et de l'obéissance au devoir.

Je termine ici la série des renseignements que mes notes, prises en courant et aidées de mes souvenirs, me permettent de vous donner. Je serais heureux si elles peuvent vous être de quelque utilité et vous venir en aide pour tracer l'historique et la marche de cette terrible épidémie, qui prend naissance à Alexandrie, à la suite de l'arrivée des pèlerins de la Mecque, qui constituent le premier foyer d'infection, pour irradier de ce point dans toute l'Égypte et envahir notre isthme.

Puisse le fléau qui a fait tant de victimes ici ne pas s'étendre au delà des mers, et épargner l'Europe, et surtout la France !

Le point de départ de l'infection, bien constaté cette fois et de façon qu'il ne soit pas possible de le nier, doit fixer l'attention et éveiller la sollicitude des divers gouvernements européens.

Dans l'intérêt général, des mesures sérieuses et sévères doivent être prises pour empêcher que de pareils faits puissent se reproduire. L'Europe et une partie de l'Orient y sont intéressées, et la question vaut la peine qu'on s'en occupe. Vous avez contribué à soulever un des coins du voile, il est du devoir de tous de vous venir en aide et de vous apporter leur faible tribut de coopération.

Dr L. Companyo,

Chef du service de santé de la circonscription d'Ismaïlia.

Ismaïlia, le 15 août 1865.

PARIS. — IMPRIMERIE CENTRALE DE NAPOLÉON CHAIX ET Cᵉ, RUE BERGÈRE, 20. — 8222

CIRCONSCRIPTION D'ISMAILIA.

État numérique général de tous les malades atteints du choléra traités dans les hôpitaux ou à domicile du 24 juin au 21 juillet 1865.

DATES	EUROPÉENS				TOTAL DES		ARABES				TOTAL DES		CAWAS DU GOUVERNEMENT		TOTAL GÉNÉRAL DES	
	Hôpitaux Entrants	Décès	Domicile	Décès	Atteints	Décès	Hôpitaux	Décès	Domicile	Décès	Atteints	Décès	Domicile	Décès	Atteints	Décès
	12	»	»	»	12	»	6	»	»	»	6	»	»	»	18	»
24 juin.	1	1	»	»	1	1	»	»	»	»	»	»	»	»	1	1
25 »	1	2	2	2	3	4	1	2	2	1	3	3	3	1	9	8
26 »	2	1	»	1	2	2	»	»	»	4	»	4	»	»	2	6
27 »	4	2	1	»	5	2	»	»	1	»	1	»	»	»	6	2
28 »	5	1	2	2	7	3	1	1	2	»	3	1	»	»	10	4
29 »	8	6	9	»	17	6	3	2	5	»	8	2	2	»	20	8
30 »	22	8	2	4	24	12	6	2	3	9	9	11	3	»	36	23
1er juillet.	14	11	6	4	20	15	3	»	4	17	7	17	3	3	30	35
2 »	20	11	5	6	25	17	»	»	3	9	3	9	1	»	29	26
3 »	»	3	2	3	2	6	2	2	»	15	2	17	1	»	5	23
4 »	13	5	»	1	13	6	2	1	»	8	2	9	2	1	17	16
5 »	3	4	3	1	6	5	3	»	1	14	4	14	»	»	10	19
6 »	3	5	»	3	3	8	1	1	»	8	1	9	»	3	4	20
7 »	11	3	1	»	12	3	»	»	»	2	»	2	»	»	12	5
8 »	»	3	2	2	2	5	»	»	»	2	»	2	»	»	2	7
9 »	6	1	2	1	8	2	»	»	»	2	»	2	»	»	8	4
10 »	4	5	3	»	7	5	1	1	»	2	1	3	1	»	9	8
11 »	3	3	»	»	3	3	»	»	»	2	»	2	1	»	4	5
12 »	»	»	»	»	»	»	»	»	»	»	»	»	»	»	»	»
13 »	1	»	»	»	1	»	»	»	»	2	»	2	»	»	1	2
14 »	1	1	1	»	2	1	»	»	»	1	»	1	1	»	3	2
15 »	3	»	»	»	3	»	»	»	»	»	»	»	»	1	3	1
16 »	»	»	»	»	»	»	»	»	»	»	»	»	»	»	»	»
17 »	1	»	»	»	1	»	»	»	»	»	»	»	1	»	2	»
18 »	2	»	»	»	2	»	»	»	»	»	»	»	1	»	3	»
19 »	»	1	»	1	»	2	»	»	»	1	»	1	»	»	»	3
20 »	»	»	»	»	»	»	»	»	»	»	»	»	»	»	»	»
21 »	»	»	»	»	»	»	»	»	»	»	»	»	»	»	»	»
22 »	1	»	»	»	1	»	»	»	»	»	»	»	»	»	1	»
23 »	»	»	»	»	»	»	»	»	»	»	»	»	»	»	»	»
24 »	»	»	»	»	»	»	»	»	»	»	»	»	»	»	»	»
	141	77	41	31	182	108	29	12	21	99	50	111	20	9	252	228

(1) Il restait dans les hôpitaux, le 24 juin, 26 malades de diverses maladies, sur lesquels 12 ont contracté le choléra dans les salles.

(2) Il restait, le 24 juin, à l'hôpital arabe, 13 malades de diverses maladies, sur lesquels 6 ont contracté le choléra.

OBSERVATIONS.

(1) Sur le nombre total de 108 décédés européens, nous comptons 6 dames dont 2 françaises, 1 maltaise, 3 italiennes et 3 enfants dont 2 demoiselles 1 française, 1 maltaise et 1 garçon français; 99 hommes dont 25 français et 74 grecs, italiens, maltais, dalmates et autres.

Dames . . .	6
Enfants . . .	3
Français . .	25
De diverses nations	74
Total.	108

(2) Sur le nombre total des 120 décédés arabes, y compris les 9 cawas, nous comptons 13 femmes, 2 filles, garçons, 87 hommes arabes et cawas.

Femmes. .	15
Enfants . .	6
Hommes . .	99
Total. .	120

Ismaïlia, le 30 juillet 1865.

L. Companyo, *Docteur.*

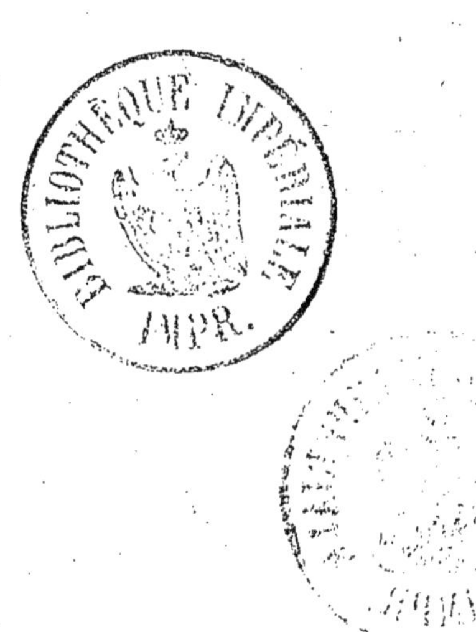